# 50 Rezepte um die Produktion von Muttermilch zu fördern:

## Gib deinem Körper die richtige Ernährung, um hochwertige Muttermilch schnell zu produzieren

Von

## Joe Correa CSN

# COPYRIGHT

## DANKSAGUNG

Dieses Buch ist allen Müttern gewidmet, die schwanger sind oder gerade ein Kind zur Welt gebracht haben.

# 50 Rezepte um die Produktion von Muttermilch zu fördern:

## Gib deinem Körper die richtige Ernährung, um hochwertige Muttermilch schnell zu produzieren

Von

## Joe Correa CSN

# CONTENTS

## ÜBER DEN AUTOR

Nach Jahren der Nachforschung glaube ich ernsthaft an die positiven Auswirkungen, die Ernährung auf Körper und Geist haben kann. Mein Wissen und meine Erfahrung hat mir geholfen, gesünder über die Jahre zu kommen und an meine Familie und Freunde weiterzugeben. Je mehr du über gesundes Essen und Trinken weißt, desto schneller willst du deine Lebens- und Essensgewohnheiten ändern.

Ernährung ist ein wichtiger Bestandteil von einem gesunden und langen Leben. Also fang heute damit an. Der erste Schritt ist immer der wichtigste und bedeutendste.

# EINLEITUNG

50 Rezepte um die Produktion von Muttermilch zu fördern: Gib deinem Körper die richtige Ernährung, um hochwertige Muttermilch schnell zu produzieren

Von Joe Correa CSN

Eine richtige Ernährung ist die fundamentale Komponente für eine gute Milchproduktion. Laktogene Nahrungsmittel, sogenannte Galaktagogum, regen die Milchproduktion an, indem sie gewissen Hormone vermehren, die die Freisetzung von Brustmilch stimulieren. Einige Galaktagoga fördern aufgrund ihres hohen Wassergehalts Hydration, die die Milchproduktion effizient machen.

Dieses Buch beliefert dich mit einfachen und leicht zuzubereiten Rezepten, die jeder innerhalb kürzester Zeit vorbereiten kann. Dadurch erhält dein Körper die wichtigen Vitamine und Mineralien, die die Brustmilchproduktion schnell anregen.

Einige Lebensmittel regulieren deine Stimmung. Untersuchungen haben gezeigt, dass ein hohes Stresslevel eine Abnahme des Prolactinspiegels bewirkt. Das ist ein wichtiges Hormon um deine Milchsynthese und – sekretion anzuregen. Es ist daher sehr wichtig, entspannt zu bleiben.

Druckstimulationen, die vom Baby ausgehen, sind ebenfalls essentiell für die Milchproduktion. Richtiges Schnappen und Saugen des Kindes an den Brüsten der Mutter stimulieren das Hormon Oxytocin, das mehr Milch aus dem Mammagewebe freisetzt. Reiche, geschmackvolle und nahrhafte Brustmilch ist das erwartete Ergebnis einer besseren Laktogenese. Dieses Buch nennt dir viele Galaktagoga, die traditionell verwendet werden, um werdenden Müttern Freude zu bereiten!

# 50 REZEPTE UM DIE PRODUKTION VON MUTTERMILCH ZU FÖRDERN: GIB DEINEM KÖRPER DIE RICHTIGE ERNÄHRUNG, UM HOCHWERTIGE MUTTERMILCH SCHNELL ZU PRODUZIEREN

## 1.    Rotklee mit Eierflocken

Rotklee ist eine reiche Quelle an Isoflavone, die östrogenähnliche Eigenschaften besitzen. Diese stimulieren die Milchproduktion. Untersuchungen haben gezeigt, dass Rotklee die Prolactinsekretion anregt und damit die Brustmilchproduktion fördert.

**Zutaten:**

*   3 EL Rotkleeblätter, gewürfelt
*   1 mittelgroßes Ei
*   1 Würfel Hühnerbouillon
*   1 EL Zwiebel, gewürfelt
*   1 EL Olivenöl
*   4 Tassen Wasser
*   Salz und Pfeffer zum Abschmecken

**Zubereitung:**

Sautiere die Zwiebel in Olivenöl, bis sie zart sind. Rühre den gewürfelten Rotklee unter. Gib Wasser und bringe es bei mittlerer Hitze zum Kochen. Verrühre in einer Schüssel ein Ei und füge langsam die Rotklee-Wasser-Mischung hinzu. Rühre das Ei unter, bis die Mischung schaumig ist. Drehe die Hitze ab und würze mit Salz und Pfeffer.

Portionen: 3 • Portionsgröße: 340g

**Menge pro Portion:**

Kalorien insgesamt: 66

Fette insgesamt: 6,3g

Kohlenhydrate insgesamt: ,7g

Protein: 2,1g

Vitamine: Vitamin A 1%, Calcium 2%, Eisen 2%

Mineralien: Natrium 328mg, Kalium 32mg

Reich an: Selen

## 2.    Putensalat mit Mohnsamen

Pute ist eine exzellente Wahl für eine proteinreiche und gleichzeitig fettarme Ernährung. Pute versorgt dich mit Eisen, Vitamin B und Selen. Diese Vitamine werden von stillenden Mütter dringend benötigt.

**Zutaten:**

*   1 Tasse Pute, geschnitten und bereits gekocht
*   1 TL Zitronensaft
*   2 EL Olivenöl
*   1 EL Mohnsamen
*   2 Köpfe Romanasalat

**Zubereitung:**

Vermische in einer mittleren Schüssel die Mohnsamen, Zitronensaft und Olivenöl. Gib die Pute dazu und vermenge alles, bis die Pute vollständig mit der Mohnsamen-Olivenöl-Mischung bedeckt ist. Vermenge den Romanasalat, mische und genieße!

Portionen: 3 • Portionsgröße: 277g

**Menge pro Portion:**

Kalorien insgesamt: 205

Fette insgesamt: 13,4g

Kohlenhydrate insgesamt: 7,2g

Protein: 15,2g

Vitamine: Vitamin A 0% • Vitamin C 18% • Calcium 5% • Eisen 60%

Mineralien: Natrium 45mg, Kalium 466mg

High: Eisen, Selen Vitamin B6, Vitamin B12

## 3.    Brownies mit Brauereihefe

Brauereihefe ist ein Pilz, der voller essentieller Nährstoffe steckt, wie z.B. Eisen, Vitamin B, B12 sowie die Proteine Chrom und Selen. Es hilft Mütter, die Brustmilch zu steigern und die Stimmungen im Kampf gegen die Wochenbettdepressionen zu regulieren.

**Zutaten:**

- 1/2 Tasse Butter
- 2 Eier
- 1 TL Vanilleextrakt

Getrocknete Zutaten:

- 1 ½ Tasse Zucker
- ½ Tasse Kakaopulver
- 1 ½ Tasse Mehl
- ½ TL Backpulver
- ½ TL Salz
- 1 EL Brauereihefe

**Zubereitung:**

Heize den Backofen auf 160°C vor.

Verwende einen Mixer um die Butter, Zucker, und Vanilleextrakt zu vermischen. Rühre gut um. Gib Eier dazu und setze das Vermischen fort. Mische in einer anderen Schüssel die trockenen Zutaten. Vermenge diese mit der

Buttermischung. Verteile den Teig in eine quadratische, 23x23 cm große Backform. Backe alles etwa 20 Minuten.

Portionen: 5 • Portionsgröße: 148g

**Menge pro Portion**

Kalorien insgesamt: 571

Fette insgesamt: 21,7g

Kohlenhydrate insgesamt: 93,8g

Protein: 7,8g

Vitamine: Vitamin A 13% • Calcium 5% • Eisen 19%

Mineralien: Natrium 391mg, Kalium 337mg

Reich an: Ballaststoffen, Eisen, Niacin, Pantothensäure, Phosphor, Kalium, Riboflavin, Selen, Thiamin, Vitamin B, Zink

## 4. Schokoladenkuchen mit Bockshornklee

Bockshornklee ist weithin als Kräuterheilmittel bekannt, das die Brustmilchproduktion anregt. Es erhöht den Prolactinspiegel.

**Zutaten:**

- 1 Tasse Milch
- ¾ Tasse Canolaöl
- 1 TL Vanilleextrakt
- 3 große Eier

Trockene Zutaten:

- 2 TL Bockshornkleesamen
- 2 Tassen Zucker
- 2 Tassen Mehl
- 1 Tasse Kakao
- 2 TL Backpulver
- 1 TL Backnatron
- ½ TL Salz

**Zubereitung:**

Heize den Backofen auf 160°C vor.

Vermenge in einer großen Schüssel Zucker, Mehl, Kakao, Backpulver, Backnatron, Salz und Bockshornkleesamen. Verrühre alles, gib dann die restlichen Zutaten hinzu. Vermische alles etwa 2 Minuten, bis der Teig geschmeidig ist.

Verteile den Teig dann in eine 33x23 cm große, eingefettete Backform. Backe ihn 35-40 Minuten

Portionen: 6 • Portionsgröße: 190g

**Menge pro Portion**

Kalorien insgesamt: 641

Fette insgesamt: 29,2g

Kohlenhydrate insgesamt: 94,4g

Protein: 10.0g

Vitamine: Vitamin A 2% • Calcium 14% • Eisen 25%

Mineralien: Natrium 399mg, Kalium 549mg

## 5.     Flaschenkürbis Hackbällchen

Flaschenkürbis ist ein leicht zu verdauendes Gemüse, das die Brustmilchproduktion steigert. Er hydriert die stillende Mutter aufgrund seines hohen Wassergehalts. Er normalisiert zudem den postpartalen Blutzuckerspiegel.

**Zutaten:**

Hackbällchen:

- 1 Ei
- 500 g. Schweinehack
- ½ Tasse Brotkrumen
- 2 EL Knoblauch, gehackt
- 1 EL Zwiebel, gehackt
- 2/3 Tasse Flaschenkürbis, fein gewürfelt
- ½ Tasse Karotten
- 1 TL Salz
- Olivenöl zum Braten

Tomatensauce:

- 1 EL Knoblauch, gewürfelt
- 1 EL Zwiebel, gehackt
- 1 Dose 400g. Tomatensauce
- 2 Dosen 400 g. gehackte Tomaten
- 2 TL Tomatenmark
- 1 EL getrocknete Oreganozweige zum Garnieren

**Zubereitung:**

Vermenge die Zutaten für die Hackbällchen. Öle deine Hände mit Kochöl ein und knete den Teig mit deinen Händen durch. Forme anschließend damit runde Kugeln mit einem Durchmesser von 5-7 cm. Brate sie an. Tupfe das austretende Öl ab und lege sie auf eine Platte.

Tomatensauce:

Sautiere den Knoblauch bei mittlerer Hitze, bis er goldbraun ist. Sautiere im Anschluss die Zwiebeln, bis sie glasig sind. Gib die Dosen mit den gehackten Tomaten dazu, außerdem Tomatensauce und Tomatenmark. Drehe die Hitze etwas herunter und lass die Mischung 10 Minuten köcheln. Gieße die Mischung über die Hackbällchen und garniere mit Oreganoblätter.

Portionen: 4 • Portionsgröße: 305g

**Menge pro Portion**

Kalorien insgesamt: 360

Fette insgesamt: 20,0g

Kohlenhydrate insgesamt: 22,4g

Protein: 23,8g

Vitamine: Vitamin A 77% • Calcium 8% • Eisen 17% • Vitamin C 38%

Mineralien: Natrium 814mg, Kalium 894mg

Reich an: Niacin, Selen, Thiamin, Vitamin A, Vitamin B6, Vitamin C

## 6. Paniertes, gebratenes Hühnchen mit Mohnsamen

Mohnsamen stimulieren den Milchspenderreflex, indem sie die Mütter entspanne.

### Zutaten:

- 500 g. Hühnerbrust
- Canolaöl zum Anbraten

Paniermehl-Mischung:

- 1/4 Tasse Mehl
- 1 EL Mohnsamen
- ½ TL Salz
- ½ TL Pfeffer
- 1 Ei, verquirlt

### Zubereitung:

Mische alle Zutaten für das Paniermehl. Bestreue die Hühnerbrust mit dieser Mischung. Brate sie bei mittlerer Hitze an, bis sie goldbraun ist. Tupfe sie mit einem Küchenpapier trocken, um das austretende Öl aufzufangen.

Portionen: 3 • Portionsgröße: 232 g

### Menge pro Portion

Kalorien insgesamt: 670

Fette insgesamt: 45,2g

Kohlenhydrate insgesamt: 9,0g

Protein: 57,1g

Vitamine: Vitamin A 1% • Calcium 0% • Eisen 18% • Vitamin C 8%

Mineralien: Natrium 601mg, Kalium 479mg

Reich an: Niacin, Selen, Vitamin B6

## 7.    Fenchelpudding

Fenchel ist ein Gemüse, das wie Anis oder Lakritz schmeckt. Es wird vermutet, dass er den Brustmilchvorrat verbessert. Fenchel ist ein leicht zu verdauendes Nahrungsmittel, das Babykoliken mindert.

### Zutaten:

- 2 EL Fenchelsamen, gemahlen
- 2 Tassen Wasser zum Kochen
- ¼ Tasse Butter
- 2 Tassen Milch
- 1 ¾ Tasse Zucker
- 3 Tassen Eier, (Eigelb getrennt und verquirlt)
- 3 EL Maisstärke
- 1 TL Vanilleextrakt
- ½ TL Salz
- Öl zum Einfetten

### Zubereitung:

Um den Fenchelsamenaufguss vorzubereiten, koche 2 EL Fenchelsamen in 2 Tassen Wasser. Lass sie über Nacht stehen.

Um den Pudding zuzubereiten, heize zuerst den Backofen auf 160°C vor. Vermische dann in einer mittleren Bratpfanne bei mittlerer Hitze Maisstärke, Zucker und Salz. Rühre vorsichtig die Milch und das verquirlte Eigelb ein.

Drehe die Hitze herunter und koche alles weitere 15 Minuten, bis die Mischung eingedickt ist. Gib den Fenchelsamenaufguss dazu und rühre gut um. Nimm den Topf vom Herd und füge die Butter und Vanilleextrakt bei.

Verteile den Teig zuletzt in Auflaufförmchen (160g), die du zuvor mit Öl eingefettet hast. Backe 35 Minuten. Lass den Teig vor dem Servieren kurz ruhen.

Portionen: 4 • Portionsgröße: 267g

**Menge pro Portion**

Kalorien insgesamt: 574

Fette insgesamt: 17,7g

Kohlenhydrate insgesamt: 100,9g

Protein: 8,8g

Vitamine: Vitamin A 11% • Calcium 20% • Eisen 7% • Vitamin C 1%

Mineralien: Natrium 479mg, Kalium 169mg

## 8.    Wassermelone Gurke Blumenkohl

Wassermelone zusammen mit Gurke und Blumenkohl haben einen hohen Wassergehalt, der essentiell für die Milchproduktion ist.

**Zutaten:**

- 3 Tassen Wassermelone
- ½ Tasse Gurke
- ½ Tasse Blumenkohl

**Zubereitung:**

Bereite aus allen Zutaten in einer Saftpresse oder um Mixer einen Saft zu und genieße ihn!

Portionen: 2 • Portionsgröße: 279g

**Menge pro Portion**

Kalorien insgesamt: 79

Fette insgesamt: .4g

Kohlenhydrate insgesamt: 19,4g

Protein: 2,0g

Vitamine: Vitamin A 27% • Calcium 3% • Eisen 4% • Vitamin C 51%

Mineralien: Natrium 11mg, Kalium 367mg

Reich an: Kalium, Vitamin A, Vitamin B6, Vitamin C

## 9.     Cremig Kichererbsensuppe

Kichererbsen sind reich an Proteinen, Calcium, B-Komplex Vitaminen und Ballaststoffen. Sie stimulieren die Milchproduktion bei stillenden Müttern.

**Zutaten:**

- 1 1/2 Tasse Kichererbsen, püriert
- 1 EL Zwiebel, gewürfelt
- ½ Tasse Butter
- 2/3 Tasse Mehl
- 2 Tassen Milch
- 2 Würfel Hühnerbouillon
- Pfeffer zum Abschmecken
- 6 Tassen Wasser zum Kochen

**Zubereitung:**

Um die Kichererbsen zu pürieren, lass die Kichererbsen über Nacht einweichen und gieße dann das Wasser ab. Wasche am Morgen die Kichererbsen, um Blähungen zu vermeiden, die Kichererbsen verursachen. Koche sie in 6 Tassen Wasser, bis die Erbsen weich sind. Lass sie abkühlen und püriere dann alles im Mixer.

Schmelze die Butter bei niedriger Hitze und sautiere die Zwiebeln, bis sie zart sind. Gib Mehl, Milch, Hühnerbouillonwürfel hinzu. Rühre alles um, bis die

Mischung dick ist. Füge alles zum Kichererbsenpüree. Serviere heiß.

Portionen: 3 • Portionsgröße: 334g

**Menge pro Portion**

Kalorien insgesamt: 826

Fette insgesamt: 40,6g

Kohlenhydrate insgesamt: 90,9g

Protein: 28,3g

Vitamine: Vitamin A 21% • Calcium 31% • Eisen 42% • Vitamin C 7%

Mineralien: Natrium 773mg, Kalium 1026mg

Reich an: Vitamin B6

## 10.    Eiersalat mit Luzernensandwich

Luzerne ist proteinreich und reich an Ballaststoffen, an Antioxidantien und erhält Spuren von Vitaminen und Mineralien und arm an gesättigten Fettsäuren. Luzerne enthält Phytoöstrogene, von denen angenommen wird, dass sie die Milchproduktion von Säugetieren steigern.

### Zutaten:

- 4 Eier, hart gekocht
- 1/8 TL Kurkumapulver
- 1 Stange Sellerie
- ½ Tasse Mayonnaise
- Salz und Pfeffer zum Abschmecken
- ½ Tasse Luzerne, gewürfelt in der Stangenmitte
- 2 Scheiben Weizenbrot

### Zubereitung:

Koche die Eier 8 Minuten. Pelle sie anschließend. Zerdrücke die Eier, sobald sie kalt sind. Vermenge die anderen Zutaten. Streiche sie großzügig auf das Brot und genieße.

Portionen: 7 • Portionsgröße: 103g

### Menge pro Portion

Kalorien insgesamt: 241

Fette insgesamt: 10,0g

Kohlenhydrate insgesamt: 27,5g

Protein: 10,7g

Vitamine: Vitamin A 4% • Calcium 8% • Eisen 11% • Vitamin C 0%

Mineralien: Natrium 464mg, Kalium 184mg

Reich an: Mangan, Selen

## 11. Gegrillte Hühnchen und Käsesandwich mit Pak Choi

Pak Choi ist reich an Folsäure. Es ist außerdem reich an Vitamin B und Eisen, das die Milchproduktion anregen soll.

**Zutaten:**

- 250g. Hühnerbrustfilet
- 2 Scheiben Cheddarkäse
- ¼ Tasse Baby Pak Choi Blätter (Stamm und Blätter)
- ½ TL Olivenöl

**Zubereitung:**

Beträufle das Hühnchen mit Olivenöl und würze es vor dem Grillen mit Salz und Pfeffer.

Bestreiche eine Brotscheibe mit Butter und gib das Brot mit der bestrichenen Seite nach unten in eine Pfanne. Brate es bei mittlerer Hitze. Leg den Käse auf das Brot, bis er schmilzt. Leg das Brot auf eine Platte und belege es mit gegrilltem Hühnchen und Baby Pak Choi Blättern. Verwende die gleiche Pfanne, brate eine weitere mit Butter bestrichene Brotscheibe bei niedriger Hitze an. Lege die Brotscheibe auf das Sandwich.

Portionen: 2 • Portionsgröße: 161g

**Menge pro Portion**

Kalorien insgesamt: 361

Fette insgesamt: 19,7g

Kohlenhydrate insgesamt: 0,6g

Protein: 43,2g

Vitamine: Vitamin A 7% • Calcium 22% • Eisen 11% • Vitamin C 1%

Mineralien: Natrium 282mg, Kalium 341mg

Reich an: Niacin, Phosphor, Selen

## 12.    Heidelbeermuffin mit Bockshornkleesamen

Bockshornkleesamen sind ein bekanntes Galaktagogum. Er stimuliert die Sekretion des menschlichen Wachstumshormons. Er entspannt den Verdauungstrakt bei Babys und stabilisiert den Blutzuckerspiegel bei stillenden Mütter.

**Zutaten:**

- 1 Tasse Vollmilch
- 2 EL Gemüseöl
- 2 Eier
- 1 TL Vanilleextrakt
- 1 Tasse frische Heidelbeeren
- Trockene Zutaten:
- 1 TL Bockshornkleesamen, gemahlen
- 2 Tassen Mehl
- 1 ½ Tasse Zucker
- 2 TL Backpulver
- ½ TL Salz

**Zubereitung:**

Heize den Backofen auf 170°C vor.

Vermenge alle trockenen Zutaten in einer großen Schüssel. Verwende einen Mixer, um das Gemüseöl, Eier, Milch und Vanilleextrakt zu verrühren. Rühre alles gleichmäßig einige Minuten lang. Mische die Heidelbeeren unter.

Teile den Teig auf 12 mit Backpapier ausgelegten Muffintassen auf. Backe sie 30 Minuten.

Portionen: 8 • Portionsgröße: 134g

**Menge pro Portion**

Kalorien insgesamt: 333

Fette insgesamt: 5,9g

Kohlenhydrate insgesamt: 66,4g

Protein: 5,8g

Vitamine: Vitamin A 2% • Calcium 10% • Eisen 12% • Vitamin C 5%

Mineralien: Natrium 177mg, Kalium 236mg

## 13. Gerstensuppe

Gerste ist ein Getreidekorn, das die Laktation fördert. Aufgrund seines hohen Wassergehaltes versorgt es stillende Mütter mit ausreichend Wasser. Das ist besonders wichtig zur Steigerung der Milchproduktion.

**Zutaten:**

- 400g. Lendenbraten, Stücke
- ½ Tasse Karotten
- ½ Tasse Paprika, gewürfelt
- 2 Dosen 400g. Tomaten in Scheiben
- 1 Dose 400g. Tomatensauce
- 2 Würfel Rinderbouillon
- ½ Tasse Gerstenblätter, fein gehackt
- 4 Tassen Wasser
- Salz und Pfeffer

**Zubereitung:**

Schneide das Rindfleisch in Stücke. Trockne es mit einem Küchenpapier ab und würze mit Salz und Pfeffer.

Vermenge die restlichen Zutaten in einem Kochtopf. Koche sie bei niedriger Hitze 8 Stunden.

Portionen: 5 • Portionsgröße: 432g

**Menge pro Portion**

Kalorien insgesamt: 281

Fette insgesamt: 6,3g

Kohlenhydrate insgesamt: 26.0g

Protein: 30.7g

Vitamine: Vitamin A 75% • Calcium 4% • Eisen 96% • Vitamin C 67%

Mineralien: Natrium 779mg, Kalium 1167mg

Reich an: Niacin, Phosphor, Eisen, Kalium, Selen, Vitamin A, Vitamin B6, Vitamin B12, Vitamin C, Zink

## 14. Erdnussbutterpasta mit Brokkoli

Erdnussbutter ist eine gute Quelle für gute, essentielle Fettsäuren wie Omega 3, 6 und 9. Gesunde Fettsäuren sind wichtige für die Hormonproduktion. Diese steigern die Brustmilchproduktion.

**Zutaten:**

- 3 EL Erdnussbutter
- 1 EL Sesamöl
- 2 EL Knoblauch, gehackt
- 250g. Hühnerbrust, gewürfelt
- 2 EL Fischsauce
- ½ Tasse Brokkoli, gewürfelt
- ½ Tasse Wasser
- 1 TL grüne Zwiebel zum Garnieren, gewürfelt

**Zubereitung:**

Um die Sauce zuzubereiten, vermische die Erdnussbutter, Sesamöl, Fischsauce und Knoblauch. Gib ½ Tasse Wasser dazu und rühre gleichmäßig um.

Koche in einem anderen Topf den Brokkoli, bis er leuchtend grün ist. Stelle ihn im Anschluss zur Seite. Verwende das gleiche Wasser, um die Nudeln zu kochen. Streue Salz in das Wasser, bevor du die Nudeln hineingibst. Koche das Wasser, bis die Nudeln gar sind. Nimm den Topf vom Herd und gieße das Wasser ab. Verteile die Sauce und den

Brokkoli über die Nudeln. Garniere mit grünen Zwiebeln. Serviere und genieße.

Portionen: 2 • Portionsgröße: 265g

**Menge pro Portion**

Kalorien insgesamt: 417

Fette insgesamt: 22,8g

Kohlenhydrate insgesamt: 9,8g

Protein: 44,3g

Vitamine: Vitamin A 4% • Calcium 5% • Eisen 21% • Vitamin C 39%

Mineralien: Natrium 1589mg, Kalium 550mg

Reich an: Niacin, Vitamin B6, Selen

## 15.  Makkaroni und Käse-Brokkoli-Suppe

Milchprodukte sollten ein wichtiger Bestandteil des Ernährungsplanes einer stillenden Mutter sein. Sie versorgen dich mit Vitamin D und Calcium, welche wichtig für die Knochenentwicklung des Babys sind. Außerdem sind sie reich an Proteinen.

**Zutaten:**

- 2 Tassen Cheddarkäse, gerieben
- 115g Parmesankäse, gerieben
- 1 Würfel Hühnerbouillon
- 6 Tassen Wasser
- 2/3 Tasse Mehl
- 1 ½ Tasse Milch
- ½ Tasse Brokkoli
- ¾ Tasse Karotte, in Scheiben
- ½ Tasse Sellerie
- 400g. Makkaroni

**Zubereitung:**

Sautiere bei mittlerer Hitze den Knoblauch, bis er goldbraun ist. Sautiere die Zwiebeln, bis sie glasig sind. Gib 6 Tassen Wasser, Mehl und den Würfel Hühnerbouillon dazu. Koche alles 1-2 Minuten. Drehe die Hitze herunter und lass sie etwa 10 Minuten köcheln, bis die Suppe dickflüssig ist. Füge den Brokkoli und die Karotten dazu. Koche alles etwa 4-5 Minuten, bis die Karotten weich sind.

Gib Milch, Käse und Makkaroni dazu. Rühre um und koche alles weiter, bis der Käse geschmolzen und die Makkaronis weich sind.

Portionen: 4 • Portionsgröße: 343g

**Menge pro Portion**

Kalorien insgesamt: 745

Fette insgesamt: 29,3g

Kohlenhydrate insgesamt: 80,2g

Protein: 40.4g

Vitamine: Vitamin A 88% • Calcium 81% • Eisen 27% • Vitamin C 20%

Mineralien: Natrium 1134mg, Kalium 757mg

Reich an: Calcium, Phosphor, Vitamin A

## 16.    Hühnchen in Tomatensauce

Tomaten sind reich an beta-Carotin, welches ein wichtiger Vorläufer von Vitamin A ist. Tomaten sind außerdem reich an   Lycopin, das den höchsten Anteil an Antioxidantien in Nahrungsmitteln besitzt.

**Zutaten:**

* 400g. Hühnerbrust, in Stücken
* 2/3 Tasse Basilikum
* 400g. Dose stückige Tomaten
* 400g. Dose Tomatensauce
* 2 EL Knoblauch, gewürfelt
* Salz und Pfeffer zum Abschmecken
* 1 EL Olivenöl

**Zubereitung:**

Würze das Hühnchen mit Salz und Pfeffer. Brate es etwa 5 Minuten in der Pfanne.  Leg es auf eine Platte.

Um die Sauce zuzubereiten sautiere bei mittlerer Hitze den Knoblauch. Gib die Fose Tomatenstücke hinzu sowie die Tomatensauce. Koche alles und rühre gut um. Drehe die Hitze. Lass die Mischung 10 Minuten köcheln.

Verteile die Sauce über das Hühnchen auf der Platte und genieße!

Portionen: 3 • Portionsgröße: 416g

## Menge pro Portion

Kalorien insgesamt: 325

Fette insgesamt: 10,0g

Kohlenhydrate insgesamt: 14,4g

Protein: 46,3g

Vitamine: Vitamin A 37% • Calcium 7% • Eisen 21% • Vitamin C 51%

Mineralien: Natrium 860mg, Kalium 1134mg

Reich an: Niacin, Selen, Phosphor, Vitamin A, Vitamin B6, Vitamin B12, Vitamin C

## 17.    Milchdistel mit Vanilleeis

Milchdistel ist häufig Bestandteil von Tees für stillende Mütter. Untersuchungen haben gezeigt, dass sie die Milchproduktion bei säugenden Kühen erhöhen.

### Zutaten:

- 1 Packung geschmacklose Gelatine
- ½ TL entkoffeiniert Instantkaffee
- ½ Tasse Zucker
- 1/2 Milchdistelblätter, ein gehackt
- 1 TL Zitronensaft
- 1/8 TL Salz
- Wasser zum Kochen
- 1 Tasse Vanilleeis

### Zubereitung:

Bereite die Milchdistel zum, indem du die Blätter der Distel wäschst. Trage Handschuhe und entferne die Spitzen und die Dornen. Wasche die Blätter. Entferne die Blätter vom Stiel. Schneide unnötige Zweige. Koche die Blätter. Gib Salz und Zitronensaft hinzu. Rühre gut um. Lass alles abkühlen, schütte die Brühe aus und hacke die Distel sehr fein um ½ Tasse zu erhalten.

Koche die Gelatine in 4-6 Tassen Wasser, oder je nach Anleitung auf der Gelatinepackung. Drehe die Hitze herunter. Füge den entkoffeinierten Instantkaffee, Zucker und Disteln. Lass alles einige Minuten köcheln, bis die

Mischung geschmeidig ist. Drehe die Hitze ab. Gib die Mischung in eine flache Form. Sobald die Gelatine vollständig abgekühlt und fest ist, schneide sie in kleine Würfel.

Befülle ein gekühltes Glas mit der Distelgelatine und garniere mit Vanilleeis.

Portionen: 2 • Portionsgröße: 140g

**Menge pro Portion**

Kalorien insgesamt: 380

Fette insgesamt: 8,0g

Kohlenhydrate insgesamt: 67,0g

Protein: 14,5g

Vitamine: Vitamin A 6% • Calcium 10% • Eisen 1% • Vitamin C 3%

Mineralien: Natrium 233mg, Kalium 149mg

## 18. Kohl Omelette mit Champignons und Käse

Kohl ist reich an Phytoöstrogene, die gesundes Brustgewebe fördern und die Laktation steigern.

**Zutaten:**

- 3 Eier
- 1 EL Zwiebel
- ½ EL Butter
- 1/8 TL Salz
- 1/8 TL Pfeffer
- 2 EL Milch
- ¼ Tasse Cheddarkäse, gerieben
- ¼ Tasse Kohl, braune Stangen entfernt
- 1 EL Öl

**Zubereitung:**

Verquirle in einer Schüssel die Eier. Gib Salz und Pfeffer dazu.

Sautiere in einer Pfanne mit Öl die Zwiebel, Kohl und Champignons. Stelle sie anschließend zur Seite.

Schmelze in einer Bratpfanne bei mittlerer Hitze die Butter. Füge die verquirlten Eier bei und verteile sie gleichmäßig. Gib die Milch dazu. Sobald die Eier fest sind, aber immer noch etwas flüssig an den Rändern, gib das sautierte Gemüse hinzu. Brate das Ei weitere 1-2 Minuten, bis es fest ist. Füge dann den Käse bei und falte das Omelette vorsichtig in der Mitte. Serviere auf einer Platte.

Portionen: 2 • Portionsgröße: 120g

**Menge pro Portion**

Kalorien insgesamt: 251

Fette insgesamt: 8,0g

Kohlenhydrate insgesamt: 2,9g

Protein: 12,7g

Vitamine: Vitamin A 37% • Calcium 17% • Eisen 8% • Vitamin C 17%

Mineralien: Natrium 359mg, Kalium 162mg

Reich an: Selen, Vitamin A

## 19. Vanille-Haselnuss-Mandelmilch-Shake

Mandel ist reich an einfach gesättigten Fettsäuren, die für eine nahrhafte und fettreiche Brustmilch verantwortlich sind.

**Zutaten:**

- 1 ½ Tasse Milch
- 1 Tasse Vanilleeis
- ½ Tasse Haselnuss, gemahlen
- ½ Tasse Mandeln, gehackt
- ½ TL Mandelextrakt
- 3-4 Eiswürfel

**Zubereitung:**

Gib alle Zutaten in einen Mixer und vermische alles. Garniere mit gehackten Mandeln und Haselnüssen.

Portionen: 2 • Portionsgröße: 227g

**Menge pro Portion**

Kalorien insgesamt: 350

Fette insgesamt: 27,0g

Kohlenhydrate insgesamt: 17,3g

Protein: 13,8g

Vitamine: Vitamin A 1% • Calcium 30% • Eisen 10% • Vitamin C 2%

Mineralien: Natrium 87mg, Kalium 408mg

Reich an: Mangan, Vitamin B6

## 20. Müsli und Walnuss-Erdbeer-Parfait

Haferflocken sind leicht verdaulich und stecken voller Eisen, das die Produktion von Pitocin stimuliert, ein Hormon, das die Milchproduktion fördert.

### Zutaten:

- 2 EL Honig
- 2 EL geröstete Walnüsse, gewürfelt
- 1 Tasse Haferflocken
- 1 Tasse fettreduzierter Naturjoghurt
- 1 TL Vanilleextrakt
- 2 EL Canolaöl
- ½ Tasse frische Erdbeeren

### Zubereitung:

Heize den Backofen auf 200°C vor.

Um das Müsli zuzubereiten, vermenge in einer Auflaufform Haferflocken, Walnüssen, Honig, Canolaöl und Vanilleextrakt. Mische alles und knete die Masse mit den Händen durch. Backe sie 5-7 Minuten. Vermische zwischendurch die Müslimischung. Backe sie weitere 5 Minuten. Lass das Müsli abkühlen.

Gib Joghurt in einen Glass. Garniere mit gebackenem Müsli, streue die gehackten Walnüsse und Erdbeeren darüber.

Portionen: 2 • Portionsgröße: 244g

## Menge pro Portion

Kalorien insgesamt: 496

Fette insgesamt: 22.9g

Kohlenhydrate insgesamt: 57,4g

Protein: 14,5g

Vitamine: Vitamin A 1% • Calcium 26% • Eisen 13% • Vitamin C 37%

Mineralien: Natrium 90mg, Kalium 545mg

Reich an: Mangan

## 21.     Sautierter Knoblauchspargel

Spargel ist reich an Ballaststoffen, Vitamin A und K. Sie stimulieren die Milchhormone bei stillenden Mütter.

Knoblauch ist ebenfalls ein mächtiges Galaktagogum, das den Milchablass und -fluss fördert.

**Zutaten:**

- 1 EL Butter
- 2 Tassen Spargel, in kleine Streifen geschnitten
- 3 EL Knoblauch

**Zubereitung:**

Sautiere in einer Bratpfanne bei mittlerer Hitze den Knoblauch in Butter, bis er goldbraun ist. Gib den Spargel dazu. Brate ihn gleichmäßig 2-3 Minuten, indem du ihn regelmäßig wendest. Serviere auf dem Teller.

Portionen: 2 • Portionsgröße: 154g

**Menge pro Portion**

Kalorien insgesamt: 96

Fette insgesamt: 6,0g

Kohlenhydrate insgesamt: 9,4g

Protein: 3,8g.

Vitamine: Vitamin A 24% • Calcium 6% • Eisen 17% • Vitamin C 19%

Mineralien: Natrium 46mg, Kalium 323mg

Reich an: Ballaststoffe, Eisen, Mangan, Riboflavin, Thiamin, Vitamin A, Vitamin B6, Vitamin C

## 22.  Haferflocken mit Banane, Honig und Sesamsamen

Ein bekanntes Galaktagogum sind Sesamsamen, die reich an Calcium sind. Zusammen mit einer warmen Schüssel Haferflocken, setzt es Oxytocin frei, welches die Milchspende erleichtert.

### Zutaten:

- 1 Tasse Haferflocken
- ½ Tasse Honig
- 1 EL Sesamsamen
- ½ Tasse Banane, in Scheiben
- 1 Tasse Wasser
- 1 Tasse Milch

### Zubereitung:

Koche die Haferflocken in 1 Tasse Wasser und 1 Tasse Milch. Lass sie köcheln, bis er dickflüssig ist. Füge Honig und Sesamsamen hinzu. Nimm den Topf vom Herd. Mische die Bananenscheiben unter.

Portionen: 2 • Portionsgröße: 408g

### Menge pro Portion

Kalorien insgesamt: 533

Fette insgesamt: 7,5g

Kohlenhydrate insgesamt: 113,2g

Protein: 10,8g

Vitamine: Vitamin A 1% • Calcium 22% • Eisen 16% • Vitamin C 6%

Mineralien: Natrium 68mg, Kalium 419mg

Reich an: Mangan, Vitamin B6

## 23.  Süßkartoffelsalat mit Grünkohl und Mohnsamen

Süßkartoffeln enthalten Phytoöstrogene, die gesundes Brustgewebe und die Laktation fördern.

**Zutaten:**

- 2 Süßkartoffeln, in Scheiben
- 1 mittleren Kopf Grünkohl, in Stücke
- 1 TL Dijonsenf
- 4 TL Mohnsamen
- 2 EL grüne Zwiebeln, gewürfelt
- 2 Tassen Mayonnaise
- 1 TL Pfeffer
- 2 Stangen Sellerie, gewürfelt
- ½ Tasse Milch
- ½ EL Essig
- 1 TL Salz

**Zubereitung:**

Koche die Kartoffeln und lass sie anschließend abkühlen. Schneide sie in Würfel. Vermische sie mit Grünkohl und Sellerie.

Um ein Dressing zuzubereiten, vermische die Zutaten mit Ausnahme des Gemüses. Verteile es auf das Gemüse. Garniere mit grünen Zwiebeln.

Portionen: 4 • Portionsgröße: 346g

## Menge pro Portion

Kalorien insgesamt: 538

Fette insgesamt: 41,4g

Kohlenhydrate insgesamt: 41,5g

Protein: 5,1g

Vitamine: Vitamin A 10% • Calcium 17% • Eisen 9% • Vitamin C 111 %

Mineralien: Natrium 1486mg, Kalium 391mg

Reich an: Vitamin C

## 24. Rind mit grüner Paprika

Mageres Fleisch ist ein hervorragendes Gericht für stillende Mütter, weil es reich an Eisen ist. Eisenmangel bei stillenden Mütter steht in Zusammenhang mit einer schlechten Milchproduktion.

**Zutaten:**

- 500 g. Lendenbraten
- 2/3 Tassen grüne Paprika
- 2 EL Zwiebeln
- 1 EL Olivenöl
- 1 EL Butter
- 2 EL Knoblauch

**Zubereitung:**

Sautiere den Knoblauch bei mittlerer bis hoher Hitze in Olivenöl, bis er braun ist und die Zwiebel, bis sie glasig ist. Brate den Lendenbraten darin. Füge die grüne Paprika bei. Gib alles auf eine Platte und genieße!

Portionen: 3 • Portionsgröße: 209g

**Menge pro Portion**

Kalorien insgesamt: 401

Fette insgesamt: 19,0g

Kohlenhydrate insgesamt: 3,7g

Protein: 51,2g

Vitamine: Vitamin A 15% • Calcium 2% • Eisen 175% • Vitamin C 47%

Mineralien: Natrium 140mg, Kalium 760mg

Reich an: Eisen, Phosphor, Selen, Vitamin B6, Vitamin B12, Vitamin C, Zink

## 25. Weizenbrot-Avocado mit Surimi

Avocados sind gesunde und kalorienreiche Nahrungsmittel, die zudem über essentielle Fettsäuren wie Omega 3,6 und 9 verfügen, die nahrhafte Milch produzieren.

### Zutaten:

- 1 EL Mayonnaise
- 1 Avocado, entkernt, geschält und zerdrückt
- 4 Surimis
- 1/8 TL Salz
- 1/8 TL Pfeffer
- 2 Scheiben Weizenbrot

### Zubereitung:

Gib die zerdrückte Avocado zur Mayonnaise, Salz und Pfeffer. Mische alles gut. Bestreiche damit eine Scheibe Weizenbrot. Belege sie mit Surimi. Genieße!

Portionen: 1 • Portionsgröße: 273g

### Menge pro Portion

Kalorien insgesamt: 606

Fette insgesamt: 46,0g

Kohlenhydrate insgesamt: 44,1g

Protein: 11,2g

Vitamine: Vitamin A 7% • Calcium 9% • Eisen 15% • Vitamin C 34%

Mineralien: Natrium 672mg, Kalium 1118mg

Reich an: Ballaststoffe

## 26. Knoblauch und Pfeffersteak

Eisenreiches Rindfleisch versorgt dich mit Energie, Proteinen und Vitamin B-12.

### Zutaten:

- 400g. Ribeye-Steak,
- 1/2 TL Koscheres Salz
- 1/8 TL Knoblauchpulver
- ½ TL Pfeffer
- ½ EL Canolaöl
- 1/8 TL Natives Olivenöl extra

### Zubereitung:

Trockne das Steak ab und bringe es auf Raumtemperatur, bevor du es mit Salz, Pfeffer und Knoblauchpulver einreibst.

Öle die Pfanne auf höchster Stufe mit Canolaöl ein. Leg das Rindfleisch in die Pfanne und brate es 3-6 Minuten pro Seite, abhängig von der gewünschten Garzeit. Lege es auf eine Platte und beträufle es mit Nativem Olivenöl extra.

Portionen: 2 • Portionsgröße: 206g

### Menge pro Portion

Kalorien insgesamt: 431

Fette insgesamt: 13,5g

Kohlenhydrate insgesamt: .5g

Protein: 72,3g

Vitamine: Vitamin A 0% • Calcium 1% • Eisen 38% • Vitamin C 0%

Mineralien: Natrium 672mg, Kalium 677mg

Reich an: Phosphor, Selen, Vitamin B12, Zink

## 27.    Erdbeer-Milchdistel-Smoothie

Milchprodukte versorgen dich mit Calcium, Vitamin B12 und Zink.

**Zutaten:**

- 1 EL Milchdistelsamen, fein gemahlen
- 1 Tasse frische Erdbeeren
- 1 Tasse Milch
- 1 Tasse Vanillejoghurt
- 1 Tasse Erdbeereis

**Zubereitung:**

Mixe alle Zutaten und gib sie in ein gekühltes Glas. Genieße!

Portionen: 2 • Portionsgröße: 389g

**Menge pro Portion**

Kalorien insgesamt: 316

Fette insgesamt: 12,1g

Kohlenhydrate insgesamt: 37,1g

Protein: 14,0g

Vitamine: Vitamin A 8% • Calcium 47% • Eisen 3% • Vitamin C 73%

Mineralien: Natrium 202mg, Kalium 610mg

Reich an: Calcium, Vitamin B6, Vitamin C

## 28. Avocado-Mandelmilch-Shake

Mandeln erhöhen nicht nur die Menge an produzierter Brustmilch, sondern machen diese auch geschmackvoll, cremiger und süßer für Babys; dadurch haben sie Auswirkungen auf Produktion und Nachfrage, einem typischen Merkmal der Laktogenese.

### Zutaten:

- 4 Avocado, geschält und entkernt
- 1 TL Vanilleextrakt
- 4 g. weißer Zucker
- 1 ½ Tasse Mandelmilch
- 1 Tasse Vanilleeis

### Zubereitung:

Mixe alle Zutaten und gib sie in ein gekühltes Glas. Genieße!

Portionen: 4 • Portionsgröße: 329g

**Menge pro Portion**

Kalorien insgesamt: 696

Fette insgesamt: 64,6g

Kohlenhydrate insgesamt: 31,9g

Protein: 7,1g

Vitamine: Vitamin A 9% • Calcium 8% • Eisen 15% • Vitamin C 38%

Mineralien: Natrium 54mg, Kalium 1285mg

## 29.    Knoblauch-Hühnchen mit Spinatpasta

Spinat ist reich an Eisen, Calcium, Vitamin K, Vitamin A und Folsäure. Er enthält Phytoöstrogene, die gesundes Brustgewebe und Laktation stärken.

**Zutaten:**

- 2 EL Knoblauch
- ½ Tasse Hühnerbrust, gewürfelt
- 3 EL Olivenöl
- 5 Tassen Babyspinat, fein gewürfelt
- ½ TL Salz
- 300g. gekochte Nudeln
- ½ Tasse Cheddarkäse, gerieben
- 1/8 TL Pfeffer

**Zubereitung:**

Sautiere bei mittlerer Hitze Knoblauch und die Hühnchenwürfel. Brate sie 3 Minuten. Rühre alles, bis das Hühnchen leicht braun ist. Gib den Spinat dazu. Leg den Deckel 1 Minute auf den Topf. Rühre um und lege den Deckel erneut auf den Topf. Koche weiter, bis sich die Blätter wellen.  Füge noch etwas Olivenöl bei, falls die Blätter austrocknen. Rühre den Käse unter. Würze mit Salz und Pfeffer. Verteile alles über die Nudeln.

Portionen: 4 • Portionsgröße: 162g

Menge pro Portion

Kalorien insgesamt: 409

Fette insgesamt: 17,8g

Kohlenhydrate insgesamt: 44,0g

Protein: 19,4g

Vitamine: Vitamin A 74% • Calcium 16% • Eisen 22% • Vitamin C 20%

Mineralien: Natrium 450mg, Kalium 423mg

Reich an: Vitamin A

## 30.    Karotte und Rote Beete Kuchen

Rote Beete ist reich an beta-Carotin, das die Brustmilchproduktion steigern soll.

### Zutaten:

- 2 ¾ Tassen Mehl
- 2 ¼ Tassen Kristallzucker
- 2 TL Backpulver
- 2 TL Zimtpulver
- 6 Eier
- 1 Tasse Karotte, gerieben
- 1 Tasse Rote Beete, gerieben
- ½TL Salz
- 600 ml Sonnenblumenöl

Guss:

- 1 ½ Tasse Streichkäse
- 1 ½ Tasse geschmolzene Butter
- 1 Tasse Puderzucker
- 1 TL Vanilleextrakt
- 1 Zitronenschale

### Zubereitung:

Heize den Backofen auf 160°C vor.

Vermenge alle Zutaten für die Glasur. Rühre gut um.

Mische das Mehl, Kristallzucker, Backpulver, Salz und Zimtpulver. Verrühre in einer anderen Schüssel Eier und Sonnenblumenöl, bis eine geschmeidige Masse entsteht.

Verteile die Eimischung über die Mehlmischung. Gib die geriebene Rote Beete und Karotte dazu. Fette eine runde Backform ein. Verteile darin den Teig. Backe ihn 35-40 Minuten. Nimm die Form aus dem Ofen. Verteile den Guss über den Kuchen.

Portionen: 14 • Portionsgröße: 196g

**Menge pro Portion**

Kalorien insgesamt: 901

Fette insgesamt: 71,1g

Kohlenhydrate insgesamt: 62,9g

Protein: 7,3g

Vitamine: Vitamin A 47% • Calcium 8% • Eisen 11% • Vitamin C 2%

Mineralien: Natrium 504mg, Kalium 223mg

## 31.    Banane Schokolade Mandelmilchshake

Mandeln sind reich an Vitamin E, enthalten essentielle Fettsäuren und sind reich an Omega 3, die die Hormonproduktion stimulieren, was zu einer erhöhten Milchproduktion führt.

**Zutaten:**

- 1 Tasse Mandelmilch
- 1 Tasse Schokoladeneis
- 2 EL Mandelbutter
- 3 gefrorene geschälte Bananen

**Zubereitung:**

Vermische alle Zutaten. Verteile alles in gekühlte Gläser und serviere.

Portionen: 3 • Portionsgröße: 257g

**Menge pro Portion**

Kalorien insgesamt: 453

Fette insgesamt: 30,8g

Kohlenhydrate insgesamt: 44,6g

Protein: 7,1g

Vitamine: Vitamin A 6% • Calcium 11% • Eisen 11% • Vitamin C 21%

Mineralien: Natrium 52mg, Kalium 809mg

## Reich an: Mangan

## 32. Tomate-Moringa-Makkaroni-Suppe

Moringa Oleifera, welches als Supernahrungsmittel angesehen wird, ist in Südasien ein bekanntes Gemüse, das zur Stimulation der Milchproduktion eingesetzt wird. Es steckt außerdem voller Eisen, Vitamin A, Vitamin C, Calcium und Kalium.

### Zutaten:

- ½ Tasse Karotten, gewürfelt
- ½ Tasse Grünkohl, gerieben
- 1 Dose gehackter Tomaten
- 6 Tassen Rinderbrühe
- 2 Stangen Sellerie, gewürfelt
- 2 Tassen trockene Makkaroninudeln
- 1 Tasse Blätter Moringa Oleifera
- 1 Dose ganze Tomaten
- 1 ½ EL Worcestershire Sauce
- 2 EL brauner Zucker

### Zubereitung:

Koche die Nudeln nach Packungsanweisung. Erhitze die Brühe. Gib die Dosen Tomatensauce und ganze Tomaten hinzu. Füge die Makkaroninudeln bei. Drehe die Hitze ab. Gib das Gemüse dazu, leg den Deckel auf den Topf und lass die Mischung 20 Minuten köcheln, bis alle Zutaten weich sind.

Portionen: 8 • Portionsgröße: 357g

**Menge pro Portion**

Kalorien insgesamt: 226

Fette insgesamt: 2,5g

Kohlenhydrate insgesamt: 39,4g

Protein: 11,1g

Vitamine: Vitamin A 41% • Calcium 3% • Eisen 51% • Vitamin C 26%

Mineralien: Natrium 632mg, Kalium 537mg

Reich an: Niacin, Thiamin, Vitamin A, Vitamin C

## 33. Pilz-Gerste-Suppe

Gerste ist ein bekanntes laktogenes Nahrungsmittel. Sie enthält Tryptophan, ein Vorläufer von Serotonin, einem im Gehirn, Magen-Darm-Trakt und in Milchdrüsen vorkommenden Neurotransmitter. Ein hoher Tryptophanspiegel verursacht einen Anstieg von Serotonin und damit einen erhöhten Prolactinspiegel, was grundlegend für die Milchproduktion ist.

**Zutaten:**

- 1 Tasse frische Shiitake Pilze, dünn geschnitten
- 1 EL Zwiebel
- 1 EL Knoblauch
- 8 Tassen Rinderbrühe
- 1 Tasse Gerste
- ½ Tasse Karotten, in Scheiben
- 2 Stangen Sellerie, gewürfelt

**Zubereitung**:

Sautiere bei mittlerer Hitze Zwiebel, Knoblauch, Karotten und Sellerie. Brate sie, bis die Zwiebeln glasig sind. Rühre die Shiitake Pilze unter. Verteile die Rinderbrühe darüber. Gib Gerste dazu. Bringe alles zum Kochen, drehe dann die Hitze ab und lass die Mischung 50 Minuten-1 Stunde kochen, bis die Gerste weich ist.

Portionen: 6 • Portionsgröße: 393g

## Menge pro Portion

Kalorien insgesamt: 180

Fette insgesamt: 2,6g

Kohlenhydrate insgesamt: 28,8g

Protein: 10,9g

Vitamine: Vitamin A 31% • Calcium 3% • Eisen 11% • Vitamin C 2%

Mineralien: Natrium 1090mg, Kalium 494mg

Reich an: Ballaststoffe, Mangan, Niacin, Phosphor, Selen, Vitamin A

## 34.   Spargelbohnen in Kokosmilch

Die in Kokosmilch vorkommenden essentiellen Fettsäuren sind wichtig bei der Hormonproduktion, die wiederum die Milchproduktion regulieren. Kokosmilch ist die richtige Milchsorte für stillende Mütter, weil die daraus bestehenden Fettsäuren mittlerer Kettenlänge leicht aufgebrochen und zu Energie umgewandelt werden können. Laurinsäure und Caprinsäure in der Kokosmilch besitzen zudem antivirale, antibakterielle und antiparasitische Eigenschaften, die das Kind beschützt und die Mutter vor Krankheit bewahrt.

**Zutaten:**

- 4 Tassen Spargelbohnen, in Streifen geschnitten
- 3 Tassen Kokosmilch
- 1 EL Knoblauch
- 1 EL Zwiebel
- 1 EL Gemüseöl
- ½ TL Salz
- 1/8 TL Pfeffer

**Zubereitung:**

Sautiere den Knoblauch, bis er goldbraun ist und die Zwiebeln glasig. Füge Kokosmilch bei und erhitze sie auf mittlerer Stufe. Drehe die Hitze ab und gib die Spargelbohnen hinzu. Lass alles 5 Minuten köcheln, bis die Bohnen weich sind. Würze mit Salz und Pfeffer.

Portionen: 4 • Portionsgröße: 299g

**Menge pro Portion**

Kalorien insgesamt: 482

Fette insgesamt: 46,4g

Kohlenhydrate insgesamt: 18,8g

Protein: 6,3g

Vitamine: Vitamin A 15% • Calcium 7% • Eisen 23% • Vitamin C 40%

Mineralien: Natrium 325mg, Kalium 716mg

Reich an: Mangan

## 35.　Gemüseburger

Schwarze Bohnen enthalten die höchste Menge an Proteinen und Ballaststoffe unter allen Gemüsearten.

**Zutaten:**

- 2 Tassen schwarze Bohnen, gekocht
- 1 Karotte, gehackt
- 2 Eier
- 1 Tasse Brotkrumen
- 1 Tasse Champignons, gewürfelt
- 1 EL Zwiebel, gehackt
- 1 EL Knoblauch
- 2 EL Fischsauce
- 1 Tasse Haferflocken
- 1 EL Senf
- 1 EL Mayonnaise
- 4 EL Olivenöl

**Zubereitung:**

Schlage die Eier in einer Schüssel. Gib die restlichen Zutaten dazu und vermische alles mit den Händen, bis eine geschmeidige Masse entsteht.

Forme daraus Küchlein. Brate sie 5 Minuten pro Seite, bis die Küchlein goldbraun sind.

Portionen: 4 • Portionsgröße: 234g

## Menge pro Portion

Kalorien insgesamt: 711

Fette insgesamt: 22,4g

Kohlenhydrate insgesamt: 99,1g

Protein: 32,0g

Vitamine: Vitamin A 53% • Calcium 22% • Eisen 47% • Vitamin C 4%

Mineralien: Natrium 968mg, Kalium 1757mg

Reich an: Ballaststoffe, Mangan, Thiamin, Vitamin B6

## 36.    Schoko-Edamame-Marmelade und Weizenbrot

Edamame enthalten alle essentiellen Aminosäuren. Sie sind außerdem sehr proteinreich und stecken voller Kohlenhydrate, Eisen, Folate, Kalium, Cholin, Vitamin K, Magnesium, Phosphor und Mangan.

**Zutaten:**

- 2 Tassen Edamame, geputzt
- 3 EL Natives Olivenöl extra
- 2 Tassen Kakaopulver
- ¾ Tasse Butter
- ½ Tasse Zucker
- 2/3 Tasse Milch
- ¼ TL Salz
- Wasser zum Erhitzen
- 2 Scheiben Weizenbrot

**Zubereitung:**

Koche Edamame 30 Minuten bei niedriger – mittlerer Stufe.

Gieße die Flüssigkeit ab. Vermische mit einer Küchenmaschine. Füge Olivenöl bei und mische, bis sie cremig sind.

Vermenge in einer Schüssel Kakao und Butter. Gib die Mischung in eine Schüssel. Erhitze die Kakaomischung, indem du die Schüssel in eine zu ¼ mit Wasser gefüllten

Topf gibst. Erhitze bei niedriger Stufe. Lass das Wasser köcheln, bis die Paste cremig und heiß ist, aber nicht kocht. Gib die Mischung wieder zurück in die Küchenmaschine. Rühre gut um und füge vorsichtig Milch und Zucker bei, bis eine cremige Masse entsteht. Mische mit Edamame. Verteile die Marmelade großzügig auf ein Weizenbrot. Genieße!

Portionen: 8 • Portionsgröße: 201g

**Menge pro Portion**

Kalorien insgesamt: 535

Fette insgesamt: 32,0g

Kohlenhydrate insgesamt: 55,5g

Protein: 20,3g

Vitamine: Vitamin A 13% • Calcium 24% • Eisen 39% • Vitamin C 31%

Mineralien: Natrium 484mg, Kalium 1092mg

Reich an: Mangan

## 37. Knoblauch-Schwein mit Koriander

Koriander wird traditionell verwendet, um die Brustmilch bei stillenden Müttern zu vermehren.

### Zutaten:

- ½ Tasse Koriander, gewürfelt
- 400g. Schwein, Streifen
- 4 EL Knoblauch
- 1 EL Olivenöl
- ¼ Tasse Maisstärke
- 2 EL Fischsauce
- ½ Tasse Champignonköpfe

### Zubereitung:

Bedecke das Schwein mit Salz, Pfeffer und Maisstärke. Brate das Schwein bei mittlerer Hitze in einer Pfanne. Sautiere den Knoblauch darin. Füge die Fischsauce, den gewürfelten Koriander und Champignons bei.

Portionen: 2 • Portionsgröße: 280g

### Menge pro Portion

Kalorien insgesamt: 443

Fette insgesamt: 14,2g

Kohlenhydrate insgesamt: 21,5g

Protein: 55,0g

Vitamine: Vitamin A 5% • Calcium 5% • Eisen 19% • Vitamin C 12%

Mineralien: Natrium 1511mg, Kalium 1038mg

Reich an: Niacin, Phosphor, Selen, Thiamin, Vitamin B6

## 38. Hühnersalat

Aprikosen enthalten Phytoöstrogene und Tryptophan, die auf natürliche Weise den Prolactinspiegel erhöhen. Sie enthalten außerdem Calcium, Ballaststoffe, Vitamin A, C und Kalium.

### Zutaten:

- ½ Tasse Hühnchen, gewürfelt
- 1/8 TL Salz
- 1/8 TL Pfeffer
- 1 EL Zwiebel, gewürfelt
- 1 EL Olivenöl
- 1 mittelgroßer Romanasalat
- 5-6 frische Aprikose, entkernt und halbiert
- 1 EL Mandeln, halbiert

Dressing:

- 1 TL Sesamsamen
- 1 ½ Tassen Balsamicoessig
- 2 EL Knoblauch
- 1/8 TL Salz
- 2 EL brauner Zucker
- 1 Tasse Natives Olivenöl extra

### Zubereitung:

Sautiere das Hühnchen bei mittlerer Hitze zusammen mit den Zwiebeln, bis sie glasig sind. Gib alles auf eine Platte und mische mit dem Salat. Füge Aprikosen und Mandeln bei.

Um das Dressing zuzubereiten gib Balsamicoessig, Zucker, Salz zusammen in eine Schüssel und verrühre alles. Füge Pfeffer und Knoblauch bei. Träufle vorsichtig Natives Olivenöl extra zu der Balsamicomischung. Rühre alles gut um. Träufle das Dressing über den Salat.

Portionen: 5 • Portionsgröße: 178g

**Menge pro Portion**

Kalorien insgesamt: 453

Fette insgesamt: 44,7g

Kohlenhydrate insgesamt: 9,8g

Protein: 5,1g

Vitamine: Vitamin A 14% • Calcium 3% • Eisen 3% • Vitamin C 8%

Mineralien: Natrium 131mg, Kalium 203mg

## 39. Karotten, Kurkuma und Honig Smoothie

Kurkuma steckt voller Vitamine, Mineralien und Proteine. Sie stimuliert die Laktation und verhindert eine Bakterieninfektion aufgrund ihrer antibakteriellen Eigenschaften.

**Zutaten:**

- 2 Tassen Karotten, in Scheiben
- ¼ TL gemahlene Kurkuma
- 1 ½ Tasse Mandelmilch
- ¼ Tasse Honig
- 3-6 Eiswürfel

**Zubereitung**:

Püriere die Karotten. Dünste sie 15-20 Minuten, bis sie zart sind. Gib sie dann in einen Mixer. Füge Wasser bei. Püriere, bis die Mischung flüssig ist.

Gib die restlichen Zutaten hinzu. Fülle alles in ein gekühltes Glas und genieße!

Portionen: 3 • Portionsgröße: 222g

**Menge pro Portion**

Kalorien insgesamt: 393

Fette insgesamt: 28,6g

Kohlenhydrate insgesamt: 37,3g

Protein: 3,4g

Vitamine: Vitamin A 245% • Calcium 5% • Eisen 13% • Vitamin C 13%

Mineralien: Natrium 70mg, Kalium 569mg

Reich an: Mangan, Vitamin A

## 40. Hühnchen in Barbecueglasur garniert mit gemahlenen Cashewkerne

Cashews sind reich an essentiellen und einfach gesättigten Fettsäuren, die stillende Mütter darin unterstützen, nahrhafte und fettreiche Brustmilch zu produzieren.

### Zutaten:

- 2 EL Cashewkerne, gemahlen
- 1 EL Zwiebel, gehackt
- 300g. Hühnerbrust
- 2 EL Olivenöl
- Petersilie zum Garnieren
- Salz und Pfeffer zum Abschmecken

Barbecuesauce:

- 3/4 Tasse Ketchup
- ¼ Tasse brauner Zucker
- 1 EL Essig
- 1 EL Worcestershire Sauce
- 2 TL Paprika
- 2 EL Butter
- 2 EL Zwiebel, gehackt
- 2 EL Dijonsenf

### Zubereitung:

Vermische alle Zutaten um eine Barbecue Sauce zu erhalten.

Reibe die Hühnerbrust mit Olivenöl, Salz und Pfeffer ein. Sautiere die Zwiebeln, bis sie glasig sind. Brate das Hühnchen bei mittlerer Hitze 10 Minuten. Wende es und brate es weitere 10 Minuten. Lege es im Anschluss daran auf eine Platte. Glasiere es mit Barbecuesauce. Verteile die Cashewkerne darüber und garniere mit Petersilie.

Portionen: 3 • Portionsgröße: 230g

**Menge pro Portion**

Kalorien insgesamt: 471

Fette insgesamt: 24,0g

Kohlenhydrate insgesamt: 32,2g

Protein: 34,9g

Vitamine: Vitamin A 31% • Calcium 5% • Eisen 14% • Vitamin C 19%

Mineralien: Natrium 1114mg, Kalium 601mg

Reich an: Niacin, Selen, Vitamin B6

## 41. Cremige Carbonara mit Rote Beete

Rote Beete enthalten eine außerordentliche Menge an Calcium und Magnesium. Er steckt voller Folate, Carotinoide, Lutein und beta-Carotin.

### Zutaten:

- 3 Eier
- 1 Tasse Rote Beete
- ½ Tasse Bacon, gewürfelt
- 1 Tasse Cheddarkäse, gerieben
- Salz und Pfeffer zum Abschmecken
- Natives Olivenöl extra
- ½ Tasse Schlagsahne
- Petersilie zum Garnieren

### Zubereitung:

Sautiere bei mittlerer Hitze die Zwiebel, bis sie glasig sind. Füge den Bacon dazu und brate ihn an, bis er knusprig ist. Gib anschließend die Rote Beete dazu, brate sie 3-5 Minuten, bis sie sich wellt.

Verquirle die Eier, Schlagsahne, Käse und Pfeffer. Verteile die Mischung in eine Pfanne. Rühre alles gut um.

Gib die Sauce über die Nudeln.

Garniere mit Petersilie.

Portionen: 2 • Portionsgröße: 153g

## Menge pro Portion

Kalorien insgesamt: 364

Fette insgesamt: 28,7g

Kohlenhydrate insgesamt: 3,7g

Protein: 23,3g

Vitamine: Vitamin A 48% • Calcium 47% • Eisen 11% • Vitamin C 8%

Mineralien: Natrium 475mg, Kalium 252mg

Reich an: Calcium, Phosphor, Selen, Vitamin A

## 42. Mit Kurkuma gebratener Reis mit Hühnchen und Frühlingszwiebel

Brauner Reis enthält Hormonstimulantien, die die Laktation fördern. Er reguliert deine Stimmungen und hält den Blutzuckerspiegel im Gleichgewicht. Er versorgt stillende Mütter mit Energie und stellt sicher, dass die für die Brustmilchproduktion erforderliche Menge an Kalorien vorhanden sind.

**Zutaten:**

- 1 EL Kurkuma
- 300g. Hühnchen, gewürfelt
- 1 Tasse brauner Reis
- 1 Tasse Wasser um den Reis zu kochen
- 1 EL Zwiebeln
- 1 EL Knoblauch
- ½ Tasse Frühlingszwiebel

**Zubereitung:**

Koche den braunen Reis zusammen mit einer Tasse Wasser auf einer Tasse Reis in einem Reiskocher. Lass ihn abkühlen.

Sautiere in einer Pfanne den Knoblauch und die Zwiebeln auf mittlerer Stufe. Gib das Hühnchen dazu und brate es 5-6 Minuten. Füge das Kurkumapulver hinzu und rühre den braunen Reis unter. Vermische alles gut. Gib die Frühlingszwiebel hinzu und verrühre alles, bis sich die

Blätter dunkel färben. Richte alles auf eine Servierplatte an. Genieße den Reis warm.

Portionen: 3 • Portionsgröße: 267g

**Menge pro Portion**

Kalorien insgesamt: 399

Fette insgesamt: 5,0g

Kohlenhydrate insgesamt: 52,2g

Protein: 34,4g

Vitamine: Vitamin A 4% • Calcium 6% • Eisen 18% • Vitamin C 8%

Mineralien: Natrium 72mg, Kalium 477mg

Reich an: Mangan, Niacin

## 43. Frittierter Bananensplit mit Pistazien

Pistazien sind reich an Eisen, Folate, Calcium, Ballaststoffe, Vitamin E, Carotin und Kalium. Sie enthalten außerdem einfach gesättigte Fettsäuren und Omega-3-Fettsäuren, die wichtig für die Entwicklung des Babygehirns sind.

### Zutaten:

- 2-3 Bananen, halbiert, dann längsweise geschnitten
- 1 Löffel Vanilleeis
- 1 Löffel Erdbeereis
- ½ Tasse Pistazien
- 1 Tasse Mehl
- 2 EL Zucker
- 1 TL Backpulver
- 1 Ei
- ½ Tasse Schokoladensirup

### Zubereitung:

Verquirle das Ei, Mehl, Zucker und Backpulver. Rühre die Bananen unter die Mischung. Frittiere sie 6 Minuten und lege sie auf eine Platte.

Löffle das Erdbeer- und Vanilleeis ebenfalls auf die Platte. Garniere mit Schokoladensirup.

Portionen: 3 • Portionsgröße: 316g

**Menge pro Portion**

Kalorien insgesamt: 647

Fette insgesamt: 15,4g

Kohlenhydrate insgesamt: 119,9g

Protein: 13,0g

Vitamine: Vitamin A 9% • Calcium 20% • Eisen 23% • Vitamin C 18%

Mineralien: Natrium 171mg, Kalium 1014mg

## 44. Smoothie mit Mango, Banane, Gurke und Leinsamen

Leinsamen sind reich an alpha-Linolensäure (ALA) und erhöht damit den ALA-Gehalt der Brustmilch. Die Säure lässt sich in Fettsäuren umwandeln wie Docosahexaensäure (DHA) und Eicosapentaensäure (EPA). Fettsäuren sollen die Milchspende erleichtern. Sie stecken außerdem voller Folate, Magnesium, Kalium, Vitamin E, Vitamin B-6, Kupfer und Zink.

### Zutaten:

- ½ Tasse Gurke
- 2 Mango
- 1-2 EL Leinsamen
- ½ Tasse Honig
- 1 Banane
- 1 Tasse Naturjoghurt

### Zubereitung:

Vermische alle Zutaten und genieße!

Portionen: 2 • Portionsgröße: 296g

### Menge pro Portion

Kalorien insgesamt: 420

Fette insgesamt: 2,8g

Kohlenhydrate insgesamt: 93,9g

Protein: 8,7g

Vitamine: Vitamin A 3% • Calcium 24% • Eisen 9% • Vitamin C 12%

Mineralien: Natrium 91mg, Kalium 609mg

Reich an: Vitamin B6

## 45. Heidelbeer-Kohl-Smoothie

Heidelbeeren ist ausgestattet mit Antioxidantien. Sie enthalten außerdem Vitamine und Mineralien, die die Laktation fördern.

**Zutaten:**

- 1 Tasse Heidelbeeren
- 2 Tassen Kohl, gewaschen und gewürfelt
- 1 Tasse Naturjoghurt
- 3-6 Eiswürfel

**Zubereitung:**

Vermische alle Zutaten und genieße!

Portionen: 2 • Portionsgröße: 262g

**Menge pro Portion**

Kalorien insgesamt: 162

Fette insgesamt: 1,8g

Kohlenhydrate insgesamt: 26,1g

Protein: 9,5g

Vitamine: Vitamin 207% • Calcium 31% • Eisen 12% • Vitamin C 155%

Mineralien: Natrium 115mg, Kalium 671mg

Reich an: Calcium, Mangan, Phosphor, Kalium, Riboflavin, Vitamin A, Vitamin B6, Vitamin C

## 46.    Hühnchen-Walnuss-Salat

Walnüsse sind gesunde, kalorienreiche Nahrungsmittel, die die mit der für die Milchproduktion erforderlichen Menge an Kalorien versorgen. Sie enthalten zudem essentielle Fettsäuren wie Omega 3,6 und 9.

**Zutaten:**

- 1/2 Tasse Walnuss, gewürfelt
- 300g. Hühnerbrust, gegrillt
- ½ Tasse Cherrytomaten
- 2/3 Tasse Mayonnaise
- 1/3 Tasse Saure Sahne
- 1 EL Olivenöl
- 1 mittlerer Kopf Romanasalat

**Zubereitung:**

Reibe das Hühnchen vor dem Grillen mit Olivenöl, Salz und Pfeffer ein. Zerkleinere das Hühnchen mit einer Gabel. Stelle es zur Seite.

Mische die Mayonnaise und saure Sahne, bis eine cremige Sauce entsteht.

Vermenge in einer Schüssel die anderen Zutaten mit der Sauce und dem zerkleinerten Hühnchen. Gib zuletzt die Walnüsse darauf und genieße!

Portionen: 4 • Portionsgröße: 310g

## Menge pro Portion

Kalorien insgesamt: 466

Fette insgesamt: 32,8g

Kohlenhydrate insgesamt: 16,6g

Protein: 29,6g

Vitamine: Vitamin 8% • Calcium 5% • Eisen 29% • Vitamin C 16%

Mineralien: Natrium 384mg, Kalium 546mg

Reich an: Niacin, Vitamin B6

## 47. Geröstetes Hühnchen mit Zitrone und Dill

Dill ist ein Galaktagogum, das reich an Ballaststoffen, Vitamin A, C, Folsäure, Antioxidantien und Mineralien ist.

### Zutaten:

- 4 Hühnerbrustfilets
- ½ Tasse Dill
- ½ TL Zitronensaft
- ½ Tasse Petersilie
- 1 Tasse Karotte, in Streifen geschnitten
- ½ TL Salz
- 1 Knoblauchzehe
- 2 EL Zwiebel
- ½ TL Pfeffer
- 2 EL Olivenöl

### Zubereitung:

Teile das Hühnchen in der Hälfte. Würze das Hühnchen mit Salz und Pfeffer. Brate es 3 Minuten auf jeder Seite, bis es zu 90% gar ist. Lege es dann auf eine Platte.

Gib in die gleiche Pfanne einen weiteren Esslöffel Olivenöl. Sautiere den Knoblauch, bis er braun ist und die Zwiebel, bis sie glasig ist. Füge die Karotten, Petersilie, Dill und Zitronensaft bei. Kratze den Boden der Pfanne aus, um eine noch geschmacksvollere Sauce zu erhalten. Nimm den Topf vom Herd. Verteile die Sauce über das Hühnchen.

Portionen: 3 • Portionsgröße: 210g

**Menge pro Portion**

Kalorien insgesamt: 350

Fette insgesamt: 15,5g

Kohlenhydrate insgesamt: 9,9g

Protein: 42,9g

Vitamine: Vitamin 150% • Calcium 19% • Eisen 36% • Vitamin C 35%

Mineralien: Natrium 556mg, Kalium 797mg

Reich an: Niacin, Selen, Vitamin A, Vitamin B6

## 48.    Moringa-Mais-Suppe

Moringa Oleifera, welches als Supernahrungsmittel angesehen wird, ist in Südasien ein bekanntes Gemüse, das zur Stimulation der Milchproduktion eingesetzt wird. Es steckt außerdem voller Eisen, Vitamin A, Vitamin C, Calcium und Kalium.

### Zutaten:

- 1 Tasse Blätter von Moringa Oleifera
- ½ Tasse Mais
- 6 Tassen Hühnerbrühe
- 1 EL Zwiebeln
- 1 Ei

### Zubereitung:

Sautiere den Knoblauch bei mittlerer Hitze, bis er braun ist und die Zwiebeln, bis sie glasig sind.   Gib die Hühnerbrühe dazu. Bringe sie zum Kochen. Füge die Moringablätter und den Mais hinzu. Koche alles 3 Minuten. Drehe die Hitze ab, schlage ein Ei hinein und lass die Mischung eine Minute oder zwei köcheln.

Portionen: 4 • Portionsgröße: 393g

**Menge pro Portion**

Kalorien insgesamt: 90

Fette insgesamt: 3,3g

Kohlenhydrate insgesamt: 5,4g

Protein: 9,2g

Vitamine: Vitamin 1% • Calcium 2% • Eisen 8% • Vitamin C 2%

Mineralien: Natrium 1161mg, Kalium 373mg

Reich an: Niacin, Eisen, Mangan, Phosphor, Kalium, Vitamin B6

## 49. Melone-Moringa-Milchshake

Das Supernahrungsmittel Moringa Oleifera enthält mehr Vitamin C als ein Stück Orange und unterstützt das Immunsystem einer stillenden Mutter. Es enthält außerdem 25 Mal mehr Eisen als eine Portion Spinat, was Eisenmangel bei Müttern verhindert. Die Blätter von Moringa enthalten außerdem 4 Mal mehr Ballaststoffe als Haferflocken.

**Zutaten:**

- 2 EL getrocknete Blätter von Moringa Oleifera
- 3-4 EL Honig
- 2 Tassen Melone
- 3-4 Eiswürfel

**Zubereitung**:

Vermische alle Zutaten und genieße!

Portionen: 1 • Portionsgröße: 375g

**Menge pro Portion**

Kalorien insgesamt: 298

Fette insgesamt: 0,6g

Kohlenhydrate insgesamt: 77,4g

Protein: 2,8g

Vitamine: Vitamin 211% • Calcium 3% • Eisen 5% • Vitamin C 191%

Mineralien: Natrium 52mg, Kalium 866mg

Reich an: Vitamin A, Vitamin C

## 50.    Cremige Mungbohnen

Mungbohnen sich reich an Proteinen, Folsäure, Vitamin B1 und Calcium, die entscheidend für die Produktion nahrhafter Brustmilch sind.

### Zutaten:

- 2 1/2 Tasse Mungbohnen
- 60g. Hühnchen, gehackt
- 1 EL Knoblauch
- 1 EL Zwiebel
- 8 Tassen Wasser
- Salz und Pfeffer zum Abschmecken

### Zubereitung:

Sautiere den Knoblauch, die Zwiebel und Hühnchen etwa 4 Minuten. Gib Wasser und die Mungbohnen hinzu. Bringe alles zum Kochen. Drehe die Hitze ab. Würze mit Salz und Pfeffer. Serviere warm.

Portionen: 6 • Portionsgröße: 415g

### Menge pro Portion

Kalorien insgesamt: 316

Fette insgesamt: 1,3g

Kohlenhydrate insgesamt: 54,6g

Protein: 23,4g

Vitamine: Vitamin A 2% • Calcium 13% • Eisen 33% • Vitamin C 8%

Mineralien: Natrium 29mg, Kalium 1104mg

Reich an: Ballaststoffe, Eisen, Magnesium, Phosphor, Thiamin

# WEITERE WERKE DES AUTORS

70 Effective Meal Recipes to Prevent and Solve Being Overweight: Burn Fat Fast by Using Proper Dieting and Smart Nutrition

By

Joe Correa CSN

48 Acne Solving Meal Recipes: The Fast and Natural Path to Fixing Your Acne Problems in Less Than 10 Days!

By

Joe Correa CSN

41 Alzheimer's Preventing Meal Recipes: Reduce or Eliminate Your Alzheimer's Condition in 30 Days or Less!

By

Joe Correa CSN

70 Effective Breast Cancer Meal Recipes: Prevent and Fight Breast Cancer with Smart Nutrition and Powerful Foods

By

Joe Correa CSN